Entrenamiento para los Niños a la Hora de Dormir

Métodos Comprobados para entrenar a tu Niño a la Hora de Dormir Sin Frustraciones

La información en este documento se ofrece con únicos propósitos de instrucción, y es universal. La presentación de la información sin contrato o ningún tipo de garantía.

Índice de Contenidos

Introducción

Hay muchos libros que se han escrito sobre el entrenamiento de los niños para la hora de dormir, pero, ¿cuántos de ellos realmente manejan los problemas desde un punto de vista práctico? Algunos son escritos por "expertos" quienes ni si quieren tienen niños y mucho menos comprenden la verdadera naturaleza de los problemas enfrentados por los padres. ¿Qué hace que este libro sea diferente? El hecho es que he criado más de 5 niños sin dejar que mi aprendizaje se limite a entrenarlos. Con el paso de los años, he trabajado con cientos de niños porque trabajo en el sistema de atención y sé que los niños de todo tipo de familias tienen problemas que son tan variados como los propios niños. Es mi experiencia en el cuidado de niños lo que me impulsó a escribir este libro, desde un punto de vista práctico, de manera que los padres puedan relatar los problemas que se han abordado en sus páginas.

Los niños están en una etapa en la que comienzan a conocer lo que sucede alrededor de ellos. Son conscientes de las cosas buenas y malas y tienden a decidir con bastante rapidez si piensan que se les pide hacer algo que no quieren. Desafortunadamente, muchos de estos pequeños tienen una influencia muy poderosa sobre los padres inexpertos. Pienso que el entrenamiento para dormir tienen que comenzar cuando el niño es un bebe, pero no te preocupes si aún no lo has hecho. También he dicho como reiniciar el entrenamiento en tu niño de manera que no continúes con la batalla de ingenio que se produce a la hora de dormir y puedas dejar que tus pequeños monstruos duerman lo suficiente sin si quiera saber que controlas lo que hacen. Tienes que usar la psicología infantil hasta cierto punto, pero quiero volver al tema básico, de manera que tengas una mejor oportunidad de hacer la hora de dormir menos traumática para todos.

El niño que aprende a dormir de forma independiente y que es feliz de estar solo en su cuarto es un niño que tiene la seguridad que cualquier niño necesita. Vemos historias de niños que no tienen ese lujo y cuando comparamos eso con las necesidades de nuestros niños, quedamos frustrados o molestos cuando el niño tiene su propia voluntad y no hará lo que se le ofrece. No te preocupes por el tiempo que sea. Para el momento que leas este libro y entiendas cómo están establecidos los patrones del sueño, estarás bien contigo y con dejar ir todas las preocupaciones y conocerás que tu niño tiene el sueño que necesita, en el momento justo.

Los métodos descritos en este libro son una combinación de experiencia y lo que dicen los expertos sobre el sueño y estas son personas quienes han estudiado los caracteres del sueño, y es importante que combines tu experiencia con la experiencia de los expertos para obtener los mejores resultados de tu entrenamiento. Tu niño aprende todo lo que sabe de ti, y es que como padre, es tu responsabilidad asegurarte de que los niños tengan un descanso suficiente para que al día siguiente no sea una batalla el tratar con un niño cansado y malhumorado. Indaga en las páginas de este libro y descubrirás cambios graduales que están ocurriendo y que puedes comenzar a entender en la manera en cómo funciona la vida real. Si, la opinión de algunos expertos tiene méritos ya que ellos solo tienen reconocimiento cuando toman en consideración tus propias circunstancias personales en el tema. Por eso escribí este libro, para llenar el vacío en el mercado y para asegurarme de que los padres tengan mejores opciones posibles para llevar a sus niños a la cama en el momento adecuado y por el número correcto de horas.

¿Por qué es tan importante dormir? Sabemos que dormir es necesario para cada uno poder despertar con la energía suficiente para enfrentar el siguiente día, pero, ¿sabías que hay muchos otros beneficios para tu niño?

- Dormir es un tiempo de sanación y permite que tu niño recupere fuerza física y agilidad mental.
- Dormir permite que los niños pasen sus afecciones suavemente.
- El dormir permite que tu, como padre estés suficientemente descansado para cuidar de tu niño sin perder tu humor.
- Los beneficios del dormir en los niños incluyen el ayudarles a entender el orden de la vida.
- Un niño que duerme bien es más feliz y sano.

Si alguna vez has notado lo que sucede cuando un niño está cansando, algunos de los síntomas de cansancio incluyen:

- Mal temperamento
- Falta de paciencia
- Comportamiento irrazonable
- Dormir durante el día

Todas estas cosas las necesitas arreglar antes de que tu niño vaya a la escuela. La razón para esto es que beneficia el aprendizaje del niño. Si el niño está alerta y despierto durante el día, es mucho más probable que él o ella aprenda más y sea más sociable con otros niños dentro de la escuela. En consecuencia, tener el suficiente descanso a la edad adecuada es esencial.

Acompáñame a través de los capítulos de este libro y aprende de qué se trata y qué tú, como padre, puedes hacer para disminuir tanto el estrés personal como el estrés de tu niño. Te garantizo que funcionará y que tú y tu niño serán más felices una vez que establezcas una rutina para dormir que funcione para ambos. Sé que mi propia experiencia fue enriquecedora para todos los niños que tengo bajo mi cuidado pero también sé que esto los beneficia también, porque veo los resultados de felicidad, equilibrio, y cuidado de niños que van en el mundo con la correcta actitud y la infancia donde todo comienza.

Cuando termines de leer este libro, sabrás que puedes hacer para ser más feliz como padre y que necesitas hacer para apoyar y amar a tu niño de forma suficiente para que duerma bien en las noches y disfrute la experiencia de aprender y reconocer que necesita dormir.

Capítulo Uno: Diferencias de Género

Una cosa que observarás es que existe una diferencia en la actitud y enfoque cuando se trata del género del niño. Los varones son más difíciles para llevar a la cama que las niñas en un número muy alto también, pero hay razones psicológicas y sociales de por qué esto es así. Las niñas son más felices y usualmente bastante adorables por lo que toman mucha atención de sus padres. Los varones, por otro lado, son usualmente vistos como más independientes por el hecho de que son varones. Desafortunadamente, la realidad es que los niños necesitan ser tan adorables como las niñas. Ellos están en esta etapa, son niños pequeños, que necesitan amor y apoyo de sus padres. Hay un libro muy bueno escrito por Steve Biddulph llamado "Criando a los Varones". En este él escribe sobre la manera en la que los padres ven a los niños y a las niñas como individuos diferentes. Mimamos a las niñas en un intento de protección pero cuando se trata de niños, tendemos a verlos como más independientes y quizás no les damos esa sensación de seguridad que necesitan sentir.

Cuando observas las tasas de muerte prematura en los bebes, es muy perturbador el que los niños sufren más que las niñas y hay una muy buena razón para ello. Su necesidad de ser amados y adorados es mayor que la de sus contrapartes femeninas. De hecho, recuerdo cuando uno de mis niñas nació pretérmino, ella estuvo en la UCI y las enfermeras enfatizaron en que no tenía que preocuparme por las niñas son mucho mejores para superar las dificultades cuando se presentan. Ese pensamiento se quedó conmigo por años mientras traté de averiguar por qué era eso y por qué los niños son naturalmente tan delicados cuando se trata de patrones del sueño.

Hasta la edad de 3 años, los niños aun no han desarrollado completamente su cerebro en la misma manera que lo hacen las niñas. De hecho, las niñas manejan mucho mejor el mundo alrededor de ellas por causa de esto. Si colocas a una niña en un lugar con mucha gente, ella lo manejará mejor que un niño. Puedes casi estar seguro que el niño que está llorando por su mama en la tienda es un varón, en lugar de una niña, porque su cerebro no ha suavizado el hecho de que todo está bien. El lento desarrollo del cerebro masculino no significa que algo esté mal, pero si quiere decir que los padres deben ser conscientes del potencial y no mostrar insuficiente cuidado al tratar con los varones.

Desde que son bebes, los niños necesitan ser mimados y que les hagan sentir seguros en su ambiente donde está creciendo. La cuna del niño puede estar mejor en la habitación de los padres donde el niño pueda verlos. Descubrirás que tener una noche tranquila también le da al niño un sentido extra de seguridad. Cuando el niño se muda a su propia habitación antes de la edad de 3 años, estás luchando con la naturaleza. No solo tienes a un niño que acaba de aprender lo que es la noche y el día, también tienes que lidiar con la ansiedad de la separación con la cual una niña encuentra fácil el manejar. La configuración de su habitación es de gran importancia y como leerás en la parte de instrucción de este libro, la seguridad del niño debe ser siempre tomada en cuenta cuando se trata de varones menores a esta edad.

La depresión postnatal también juega un papel importante en como los bebes responden al dormir en casa. Esos bebes cuyas madres sufrieron DPN es más difícil que duerman. Se han realizado estudios sobre esto tratando de descubrir que conexión hay con la DPN y también para la depresión postparto y lo que parece estar ligado es que los niños tienen necesidades emocionales que no siempre son satisfechas por una madre que está pasando por un problema emocional y los varones son más propensos a sufrir más que las niñas porque sus necesidades emocionales son mayores que las de sus contrapartes femeninas.

Así que ahora que sabes que los niños necesitan más atención que las niñas, no significa que las niñas no necesitan sentirse seguras. Su cerebro más desarrollado puede resolver problemas, pero también es importante hacer que ellas se sientan seguras, quizás no de la misma manera. Las niñas disfrutan de la explicación y de jugar roles. Cuando ellas juegan con muñecas, tienen un muy buen entendimiento de lo que significa la hora de dormir y el por qué las muñecas deben ir a la cama funciona de manera lógica.

Sin embargo, con los niños, más afecto es necesario para reafirmarles que todo está bien. La parte menos desarrollada de su cerebro no entiende tan completamente como lo hace la parte lógica del cerebro femenino, entonces los padres necesitan permitir este desarrollo y deben darles más mimos, besos, más atención a los detallas y quizás un poco más de reafirmación cuando se trata de la hora de dormir. Si se establece un horario para dormir tempranamente en la vida de los niños, es mucho más fácil imponer un horario para ir a la cama que sea estricto más adelante en la vida de los niños. La otra cosa de la que hay que estar consciente es que una madre puede sufrir de depresión postparto luego de tener un niño en lugar de una niña. De nuevo, solo se puede asumir que hay una relación hormonal en alguna parte, aunque los reportes son bastante inflexibles en este caso.

La estructura de la hora de dormir es algo que también vale la pena observar. Por ejemplo, no deber ser un tiempo donde el niño sienta que se está apartando. En lugar de ello, hay métodos que puedes usar para ayudar al niño a ir a dormir. Leer un libro juntos puede ser una experiencia que los una, a medida que el niño es consciente de cuánto tiempo le estas dando a la hora de dormir y deje de pedirte más de todo. Esta puede ser la manera lógica para que el niño extienda la hora de ir a la cama, pero si las reglas son claras y los patrones están establecidos para los rituales a la hora de dormir, ayuda al niño a aceptar que la hora de dormir es un tiempo en el que no hay espacio para la negociación pero en el que también hay tiempo para compartir con los padres y pueden estar seguros de que muestras amor hacia ellos. Muchos padres solo colocan a sus niños en la cama y cierran la puerta, dejando al niño solo y preguntándose si es amado o incluso asustado de la oscuridad porque el contraste entre la luz y la oscuridad es algo a lo que no se ha acostumbrado. Muchos miedos en los niños aparecen simplemente por casusa de su imaginación, se plantean toda clase de escenarios en los cuales pueden desarrollar un enfoque diferente de la hora de ir a la cama.

Capítulo Dos: El ideal "paso a paso" de la Rutina de Dormir

Como un niño aprende, necesitas introducir caracteres que él reconozca como parte del proceso de ir a la cama y como una forma de terminar otro día. El reloj interno de tu niño aun no está configurado y todos los pasos que he resaltado en este capítulo te ayudaran a llevar a tu niño a establecer esas conexiones. Más adelante en el libro he mencionado sobre el usar tablas para ayudar a tu niño a entender ciertas cosas que pasan en algunos momentos del día, y no es una mala idea. Puedes decir que "el señor Reloj" dice que es hora de guardar los juguetes, por ejemplo, para que el niño no sienta que es cumpla del papá que el juego se ha terminado por el día. Aquí está el horario ideal para llevar a los niños a la cama en circunstancias ideales. Ten en cuenta que tendrás que hacer ajustes cuando estés viajando, cuando el niño no esté en su propia casa y en casos de enfermedad, pero aparte de ello, la rutina debe comenzar con algo que sea familiar para los niños.

Paso Uno: Guardar los juguetes. Este es un buen hábito. Despejar el área de juegos y dejar la casa ordenada. En algunos hogares, esta puede ser la planta baja y es importante como la casa luce. Invierte en una gran caja para juguetes en lugar de esperar que el niño clasifique las cosas y las coloque en ciertos armarios ya que puede ser un poco difícil de hacer para el niño. Si tiene herramientas de dibujo, se pueden guardar en una caja plástica para que no manchen las demás cosas, pero al final del día, todas las cosas de juego deben ser colocadas en la caja. Mamá puede ayudar con la limpieza porque los niños aman imitar a los adultos y serán más felices compartiendo juntos que haciendo el trabajo solo.

Paso Dos: Baño y Pijamas. Esto introduce al niño a la rutina de que necesita bañarse y relajarse al final del día. Si quieres promover el que tu pequeño se divierta en este tiempo, invierte en algunos juguetes de baño incluso en un baño de burbujas que sea adecuado para su delicada piel. Este es un tiempo cuando el niño se está preparando para lo que sabe que está por venir y sus padres deben supervisar el proceso de baño y lavar el cabello de los niños. Puede ser un momento divertido, pero no seas demasiado ruidoso ya que tú también estás listo para despedir el día.

Paso Tres: Cena. Es conocido que los niños que tienen su cena duermen mejor. En el capítulo relacionado a esto verás el tipo de comida que usualmente es bueno en este momento de la noche. Es algo ligero solamente para matar los antojos de hambre y sed pero no demasiado. Debe ser suficiente comida para la noche y que detenga las quejas del niño sobre el hecho de estar hambriento cinco minutos después de haber sido arropado para dormir. La cena deber ser un momento para sentarse y comer en lugar de estar activo. Si los padres pueden sentarse con los niños, esto les da la impresión de que no están solos. Después de la cena, asegúrate de que uno de ustedes suba las escaleras y cierre las cortinas del cuarto para que el ambiente sea el apropiado para dormir. Arregla la cama y regresa abajo con tu niño para invitarlo a que vaya al baño, cepille sus dientes y haga sus necesidades.

Paso Cuatro: Cepillar los dientes e ir al baño. Es una gran idea asegurarte de que tu pequeño tenga un pañal limpio para la noche, este es el momento ideal para ello, asegúrate de que tu pequeño ha lavado sus dientes apropiadamente y está listo para ir a la cama. Descubrirás que al niño le gusta un poco de independencia, así que colócale un banquillo en el baño para que pueda subirse y alcanzar el lavado. Mientras más crece, más se siente en esa edad, y más control tiene de aprender cosas como ir al baño higiene, promueve que tu niño disfrute esta parte de la noche.

Paso Cinco: Escojan juntos un material de lectura. Debes evitar cualquier daño en esta etapa. Tómate tu tiempo con tu niño y escojan un buen material de lectura antes de llevarlo a la cama y arroparlo. La historia no debe ser algo que lo haga despertarse, debes leerla en voz baja, para que el niño escuche pero también se relaje mientras la lees. Puede disfrutar el observar los dibujos, pero a la hora de dormir, haz que sea mínima esta interacción ya que no quieres que se despierte. Puedes prometerle que verán el libro al siguiente día a la hora de jugar y asegúrate de que cumplas con la promesa ya que tu niño lo recordará.

Paso Seis: Preparar la habitación para la noche. La luz de la habitación ya debe estar atenuada para que cuando la lectura termine, coloques al osito en la cama con tu niño y le pidas que cuide de "Teddy" ya que él necesita amor. Nunca escatimes los abrazos antes de llevar a tu niño a la cama, ya que después de la lectura, todo lo que queda es un poco de afecto y buenas noches. El niño sabe que dejas la habitación y esto puede ser un poco difícil con los varones.

Si es así, un abrazo extra no saldrá mal, pero el niño tiene que entender que la hora de dormir es la hora de dormir y que no hay negociación.

Paso Siete: Manejar el llanto. Es muy normal para un niño quejarse antes de ir a dormir. Están cansados, probablemente un poco malhumorados y ahora los dejas solos en su propia habitación y eso hace que el corazón de tu pequeño se torne ansioso. Sin embargo, aunque puedes monitorizar los sonidos, se consciente de que estos pueden desaparecer muy rápidamente si el niño los deja. Hay sistemas que se han ideado mediante los cuales los expertos dicen que se ignore el llanto. Sin embargo, si el llanto se vuelve demasiado fuerte, el niño puede volverse muy estresado y nunca se lo recomendaría a ninguno. Ve y abrázalo si tienes que calmarlo, pero recuerda que colocar al niño en su cama para que duerma es muy importante. Cualquier otra reacción promoverá el que el niño siga tratando de ganar tu favor cuando se trata de ir a la cama de los padres.

Necesitas recordar que el daño psicológico viene del temor y que esta es una batalla acerca del miedo no sobre el ingenio. Si tu niño está un poco incómodo con el nivel de luz, puedes ajustar la luz un poco para que sienta más comodidad. Siéntate en una silla al lado de la cama. Canta un poco si quieres y notarás que tu niño poco a poco se irá a dormir. Puede tomar un poco de entrenamiento, pero la idea es que gradualmente te apartes del lado de la cama. Aún estás ahí para reafirmar pero la distancia entre ustedes debe ser mayor, para que seas capaz de dejar la habitación y llevar la noche sin muchos problemas.

Consideraciones de seguridad en el área de dormir.

Asegúrate de que la cama no esté llena de juguetes y que no hay nada que pueda lastimar a tu niño en ella. Este debe ser un lugar acogedor donde el niño se pueda relajar sin voltearse y herirse con juguetes filosos. Sabrás por el nivel de babeo si el niño está en la fase de dentición y esto puede darle una pista sobre la incomodidad del niño. Si tu niño se mete antes a la cama y notas que la almohada esta mojada, puedes cambiarla para que la humedad no perturbe a tu pequeño mientras duerme.

La razón de que dejes para cambiar el pañal justamente para último momento es también para que el niño tenga la oportunidad de pasar la noche sin un incómodo pañal sucio. Esto ayuda a que el niño duerma sin la interrupción de las necesidades fisiológicas del cuerpo.

La mayoría de los niños responden bien a los las camas secas y es menos probable que se despierten por la incomodidad si la cama está seca y el pañal está limpio.

Atención a las necesidades corporales de tu pequeño.

En promedio un niño necesita un total de 11 a 12 horas de sueño en un período de 24 horas. Mantén un diario y apunta las horas a las que tu niño duerme durante el día y tendrás una idea mucho mejor de cómo ajustar el horario para promover más descanso durante la noche. Esto cambiará a medida que el niño crece, pero para el momento es importante que respetes esta necesidad y que durante las horas que este despierto, el niño coma alimentos que son nutritivos y haga mucho ejercicio. Esto ayuda a que el niño tenga una nutrición más saludable y tome aire fresco, todo lo cual contribuye a un buen sueño. Un niño feliz quien tiene una vida bien balanceada será más fácil de entrenar que uno que no tiene suficiente ejercicio y tiene exceso de energía que quemar cuando se trata de ir a la cama. Este exceso de energía puede ser la razón de la falta de sueño, así que ajusta el horario diurno apropiadamente.

Recuerda, no hay negociación cuando se trata de la hora de dormir. Muchos padres negocian con sus niños diciendo "está bien un cuento más" o "está bien puedes ir abajo otra media hora" o al dejar que el niño dicte las reglas para la hora de dormir. Se ha demostrado una y otra vez que esta no es la solución al problema, solo el comienzo. Un niño que sabe que el padre negociara estará incluso más molesto y triste cuando el padre decide que no es posible el trato en ciertas noches a la semana. Así, que necesitas inculcarle que al igual que el niño come su desayuno, también necesita aprender que ciertas acciones no son negociables. Los pasos ideales en este capítulo son esos que te darán un buen comienzo. Involucra a tu niño en cada paso incluyendo el guardar los juguetes, sentarse tranquilo para tomar su cena, después ir a su rutina de higiene como lavarse los dientes e ir al baño y el niño tendrá un mejor entendimiento de lo que se espera de él a la hora de dormir.

Las cosas que te desviarán son:

- Enfermedades y cómo tratarlas
- Llanto que parezca irracional
- Señales de que algo no anda bien y llegar al fondo de ello
- Inseguridad mostrada por el niño en la manera en la que actúa

La mayoría de estas cosas son de sentido común para manejar. Por ejemplo, si sospechas de alguna enfermedad, entonces ve al doctor para asegurarte. Llanto que parece irracional puede solucionarse con sentarse en la cama del niño y tratar de descubrir qué es lo que molesta o perturba al niño, sin sacar al niño de su ambiente de habitación. Algunas veces el niño solo necesita sentarse con su osito y tener la seguridad de que mama y papa están ahí escuchándolo. Puedes también inspeccionar diferentes áreas del cuarto para asegurarle al niño de que no hay nada que temer. Colocarle una lámpara es una buena idea para los niños cuyo miedo parece ser desencadenado por la oscuridad, pero se consciente de donde colocarla para que no cree una sombra aterradora sobre la cama del niño.

Aprenderás a conocer a tu pequeño muy bien. Sabrás cuando está llorando solo por queja y cuando no quiere ir a la cama, cuando está cansado o malhumorado. También pasaras por las etapas de aprender a cepillarse los dientes y los problemas asociados, puedes esperar algunos problemas del sueño durante esta etapa del niño a medida que enfrenta los cambios. También puedes necesitar asegurarte de que la cama sea un ambiente seguro para el niño que tiende a levantarse y a moverse durante la noche.

Como final para este capítulo, quiero mostrarte un video de que los niños pueden levantarse en la noche si se los permites. Tener un sistema de comunicación de dos vías es una buena idea que se acopla una videocámara, de modo que eres capaz de decirle a tu niño que regrese a la cama cuando esto suceda. Este video en particular siempre me entretiene ya que he experimentado niños que son muy aventureros en las noches. De lo que necesitas asegurarte es que los niños estén seguros y tan pronto como tú estés feliz ellos lo serán, el resto es simplemente desarrollo y curiosidad de la infancia.

Capítulo Tres: Entendiendo por qué los Padres Necesitan Dormir

Puede ser obvio para algunos que el tener un buen sueño en la noche te dará la energía que necesitas para afrontar el día. Sin embargo, en este día y en esta época, muchas personas permanecen despiertas hasta tarde ya sea usando sus teléfonos, tabletas incluso en la cama, y siguen despiertos solo revisando contenido de las redes sociales o simplemente adelantando trabajo. Necesitas entender que no es solamente tu niño quien necesita dormir. Tu sueño y la calidad de el mismo, abarca mucho en tu vida, incluso, el tipo de actitud que tendrás en la siguiente mañana con tus niños. El hecho de que tengas niños en casa quienes necesitan de tu supervisión te somete a una tensión aun mayor que la que habrías experimentado como una persona soltera. Necesitas recuperarte del embarazo y también necesitas ir asimilando los cambios que han sucedido en tu vida y estas no son cosas que suceden de manera sencilla para abordar. Por ello, el dormir es más importante ahora que lo que lo era antes.

Si no estás durmiendo bien, entonces necesitas asegurarte de establecer un tiempo para ir a la cama y tratar que sea lo más tranquilo y silencioso posible durante la noche para que te ayude a relajar. Una manera de hacerlo es evitar ver televisión con un volumen alto hasta tarde durante la noche, o el ver programas que son de acción. Puedes verlos cuando estés más despierto y cuando sabes que no tienes que levantarte temprano en la mañana. De manera similar, puedes encontrar que el comer y beber demasiado tarde en la noche puede hacerte perder el sueño porque tu sistema digestivo aun está trabajando mientras estás tratando de relajarte. Necesitas hacer lo mejor que puedas para maximizar el sueño que estás teniendo, ya que la falta de sueño puede hacerte:

- Irritable

- Irracional

- Incrementar tu presión arterial

- Afectar tu salud cardíaca

- Olvidadizo

Sé que el principal objetivo de este libro es entrenar a los niños para dormir, pero si no estás en tu mejor momento, entonces no serás capaz de darle a tu niño el tipo de apoyo que necesita durante el día, lo cual empeorara el que tu niño vaya a la cama en primera instancia. De esta manera, necesitas ver que el sueño equilibrado es importante, de forma que puedas estar lo suficientemente fuerte durante el día y que te sea posible manejar todos los altos y bajos que tienen la paternidad.

Si descubres que tienes problemas con el sueño, es una Buena idea revisar tu estilo de vida para detectar dónde puedes estar fallando. El estrés es un gran factor y si estás estresado, puede ser buena idea buscar ayuda. No necesariamente significa acudir al doctor por medicaciones. Significa tener algún tiempo para hacer cosas que te ayuden a relajarte, como clases de yoga, ir al gimnasio, ir a nadar, o hacer cosas que ayuden a tu cuerpo a encontrar su ritmo. El yoga es muy útil porque te enseña mucho sobre las habilidades que necesitas para ser un padre paciente y también te ayuda a sentir más fuerte cuando enfrentas situaciones difíciles. El gimnasio puede ayudar, si tienes falta de sueño es porque no estás teniendo suficiente actividad física o ejercicio en tu vida. Cuando estás en casa, cuidando de tus niños, algunas veces caes en malos hábitos y eso es de esperarse, pero puedes contrarrestar esto al ser consciente del estilo de vida que estás teniendo y asegurarte de que incorpores lo siguiente:

- Suficiente ejercicio
- Suficientes alimentos apropiados
- Suficiente sueño

- Suficiente tiempo para "mi"

Si tienes una pareja quien está dispuesta a llevar parte de la carga durante parte del tiempo, es un buen signo de que puedes superar esos problemas. Si eres un padre soltero, entonces, probablemente sea tiempo de procurar ayuda de los miembros de la familia de manera que puedas superar las situaciones que te impiden dormir y tener un buen estilo de vida.

Tu niño, al final del día, se beneficiará de tu ausencia porque estarás de mejor humor, más relajado y te sentirás refrescado completamente. Es importante esto por que enfrentar el mal temperamento de los padres día tras día puede solo agregar problemas en lugar de disminuirlos.

Así como has preparado la habitación de tu niño para que duerma, debes también estar consciente de que necesitas que tu habitación sea un lugar donde puedas dormir como lo necesitas. Asegúrate de que tus sábanas están limpias, y que la habitación está bien ventilada y que el área de la cama solo se use para dormir. Debe ser un lugar relajante donde puedas acostarte y descansar cuando lo necesitas y es muy importante que los padres cumplan con esto. Incluso si esto significa tomar algunas siestas durante el día, para ayudarte cuando tengas malas noches, eso es aceptable.

Sin embargo, el principal propósito para ti será dormir las 8 horas diarias requeridas sin ser interrumpido por los niños y sin tener que levantarte constantemente para ver qué sucede fuera de la habitación. En el siguiente capítulo, trataremos con el llevar el preparar la habitación del bebe para que el niño este tranquilo en las noches. Esta es una parte importante de la paternidad y el lazo entre mamá, papá y los niños. Es importante tener en cuenta que las necesidades de un niño pueden no ser las mismas que las que tienen otros niños. Así que hemos cubierto esto desde todos los aspectos. Si estás planeándote para hacerlo de la manera correcta y consideras tus propias necesidades para una buena noche de sueño así como las del niño, hay oportunidades de que atravieses este período del crecimiento sin sufrir daños. Sin embargo, no pienses que puedes hacerlo si te suprimes tu mismo del sueño que necesitas. Necesitas estar fuerte y saludable para manejar con los niños a esta edad, así que cuida de ti porque si lo haces, estás asegurando el cuidado de ellos adecuadamente lo cual no sucede si siempre estás irritado con ellos.

Capítulo Cuatro: Preparar la Habitación del niño para dormir

Es muy difícil poder dormir cuando estás rodeado de desorden. Cuando esto sucede cercano a la hora de dormir, crea una rutina donde el niño sea animado a ayudarte a ordenar todo para la noche. Una gran caja de juguetes es una buena idea. Un dormitorio limpio que no tenga basura alrededor creará una atmósfera más relajada para el niño y ayudará a invitarlo a dormir en lugar de atraer su atención a las cosas que lo rodean.

Luz

Si hablas con tu niño, puedes establecer siempre que al niño le guste, un poco de luz en la habitación. Es útil desde dos puntos de vista. Por un lado, esto evitará que el niño se sienta con miedo por la oscuridad ya que una luz tenue puede iluminar la habitación un poco para que no estén asustados. El otro punto de vista es que esto no le da excusas al niño para dejar la puerta abierta, lo cual muchas veces es un error; cuando el niño escucha las personas que están aun divirtiéndose sin invitarle, con frecuencia, hace que el llore pidiendo atención adicional.

La cama

Algunos niños tendrán problemas y mojaran la cama. Esto es bastante frecuente y puede tratarse durante el entrenamiento para ir al baño. Sin embargo, para la hora de comenzar, asegúrate que la cuna tenga las sabanas limpias y que no hay nada que distraiga al bebe mientras que el está descansando. Es una buena idea dejar un suave juguete que el niño pueda abrazar, aunque trata de evitar cualquier cosa que sea demasiado grande y que pueda asustarlo o convertirse en un problema en lo que respecta a la asfixia. La cama debe estar colocada en un área donde no tenga corrientes de aire y donde el niño no tenga distracciones reales. Necesitas colocar un asiento junto a la cuna, para que puedas sentarse y contarle a tu niño una historia para dormir. Algunas personas disfrutan el colocar un poco de música para el niño cuando lo llevan a la cama, así que esta silla servirá como propósito para ello también.

Cuando tu niño en lugar de un bebe es un infante, lo más importante que puedes hacer es enseñarle a tu niño a prepararse a sí mismo para la cama. Puede sonar un poco extraño, pero ellos necesitan aprender el ciclo de su reloj corporal ya que es algo nuevo para ellos. Así, su habitación, o el lugar donde duerman, tiene que ser parte del ritual todos los días de la vida. Esto significa que necesitas poder ocultar la luz, para que distinga entre el día y la noche. También esto ayuda a reducir las distracciones. Incluso si tu niño va a la cama durante una siesta en la tarde, tienes que poder oscurecer la habitación un poco para que la luz sea suave y tenga menos distracciones.

Hay muchas maneras en las que el niño aprenderá a dormir por su cuenta. Puedes descubrir que tu niño tiene una tendencia natural a succionar su pulgar, o puede necesitar una sábana de seguridad o un juguete especial cuando va a la cama, esto es normal. También puedes descubrir que una mecedora ayuda, pero inevitablemente, necesitas conocer las cosas que los bebes descubren por si mismos para tener un buen sueño.

En la guardería, el niño no debe sentirse apartado de ninguno. Necesitas asegurarle de que estás ahí para apoyar al niño a medida de que van por sus caminos durante el proceso que ocurre antes de dormir. Sin embargo, si haces una rutina en la que el niño pueda confiar, será más probable que él responda de la manera que quieres que el responda, es decir, que duerma.

Debes tener sábanas de repuesto en la habitación y asegurarte de que justo antes de irse a la cama, su pañal esta cambiado para que no sienta incomodidad que pueda mantenerlo despierto. Si tienen sueños húmedos, no hagas una alarma por ello. Simplemente lleva al niño a una posición segura mientras cambias las sabanas, habla en tono de reasegurarlo. Nunca estés molesto con el niño por mojar la cama. Ellos aun no aprenden a controlar ese tipo de cosas y tomará tiempo antes de que suceda. Solo cambia la cama y asegúrate de que el olor esté fresco antes de colocar al bebe de nuevo en la cuna. Descubrí que la mejor manera de preparar en la guardería fue pensar todas las cosas malas que pueden suceder en la noche y tener todo lo necesario dentro de la habitación. Si resulta que tienes que salir del cuarto para hacer las cosas, las oportunidades llevan a que el niño despierte a medida que pasas de una habitación a otra con el niño en tus brazos. Así que si puedes permanecer en la habitación del bebe con una luz tenue durante todo el tiempo y acceder a las cosas que probablemente necesitarás, tienes más oportunidades de hacer que el niño duerma rápidamente y sin muchos problemas.

Prepárate con pañales limpios, un cambiador, sábanas limpias, un muñeco limpio, y todo lo que creas que necesitarás durante la noche. Tener estas cosas a fácil alcance es también importante. Tu niño eventualmente aprenderá a dormir, pero todo el esfuerzo que tu colocas en la preparación es de suma importancia. Si también quieres tener un sistema de intercomunicación en la habitación, asegúrate que este esté situado donde escuches si el bebe tiene problemas en el momento que está solo en la habitación. Recuerda que pequeños ruidos no son una buena razón para perturbar al bebe pero al mismo tiempo, necesitas estar consciente si el niño está enfermo o si hay algo que necesitas hacer como padre. Se consciente de nuevas cosas que suceda, como problemas con los dientes, o problemas con el cambio del tetero por los alimentos sólidos.

Si tienes gemelos en la misma habitación, trata de evitar tener las cunas una al lado de la otra. Ellos serán conscientes de que el otro niño está en la cuna de lado, pero el desalentarlos de jugar juntos en la noche es lo apropiado. Cuando las cunas están lado a lado, un niño mantendrá al otro despierto, por lo que alinear las cunas contra la pared no es una mala idea. Recuerda también que con los gemelos hay dos veces el potencial de accidentes a medida que ellos puede promoverse mutuamente a salirse de sus cunas, y por lo tanto, no debe haber exceso de almohadillas que fomente este tipo de actividad.

Capítulo Cinco: Fundamentos del Sueño

La cantidad de sueño que tu niño tiene hace la diferencia en su temperamento al siguiente día, así que es importante reconocer que el sueño es necesario y que puede ser alcanzado incluso si lleva algún tiempo establecer una rutina. Con los niños, eso significa enseñarles a lavar sus dientes y quizás incluso a ir al baño antes de ir a dormir. Mientras más independiente hagas a tu niño, más ellos parecen responder bien a los cambios. Por ejemplo, por qué no invertir en pequeñas herramientas para que los niños puedan alcanzar su propio cepillado dental. No seas crítico. Se consistente y deja que ellos aprendan que es lo que involucra la rutina. Mientras más te aproximes a la rutina diariamente, mejor será.

Coloca al niño en la cuna, y luego promueve que tu niño te diga que historia quiere escuchar. Quizás puedas escoger un libro, cada noche mientras van a la cuna. De esa manera, él sabe que no solo vas a apagar la luz y dejarlo ahí. Toma tu tiempo para leer la historia a tu niño. La luz atenuada, probablemente los ayudará a quedarse dormidos de cualquier manera, pero si tu niño es extra activo, ese tiempo que pasan leyendo ayudará a calmarlo y le dará la relajación que necesita para dormirse.

Los abrazos antes de que lleves al niño a la cuna son esenciales para ambos, niños y niñas. Asegúrate de que la cama sea cómoda e inclínate hacia delante para darle a tu niño un beso de buenas noches, no intentes más juegos con él en este tiempo. Por eso es que la lectura es la mejor actividad para la rutina de la noche, porque es algo tranquilo y les invita a relajarse. Cuando cierras el libro, inclínate para besar a tu niño, y gradualmente comienza a retirarte de la habitación. Descubrirás que tu niño está muy feliz en su cama aunque con los varones, con frecuencia puede haber un pequeño período en el que comiencen a llorar y hacer berrinches. Una pequeña sesión de llanto está bien, pero si el niño está obviamente afectado seriamente, entonces ve a la habitación y no hables. Solo quédate ahí. Acaricia la cabeza de tu niño si sientes que necesita una pequeña seguranza, o arrópalo de nuevo si se ha quitado las sábanas. Él tiene que saber que este momento es para dormir, así que cargarlo no es una opción. Si lo haces, el niño aprenderá algo muy valioso. El aprenderá que puede obtener esto con llorar y tu responderás dándole más abrazos y quizás dejándolo estar despierto aún por más tiempo.

Mientras menos contacto tengas en esta etapa, es mejor. El niño sabrá que estás ahí, necesitas hablarle con voz calmada para que no se despierte completamente. Susúrrale si necesitas reafirmarlo, pero trata de mantener al niño en la cuna mientras estás alrededor, déjale saber que no estás demasiado lejos. Poco a poco el niño aprenderá que eres firme sobre la hora de dormir y se resistirá menos. El problema que algunos padres tienen es que con una ligera rabieta ellos toman a sus niños y esto realmente perturba la rutina del sueño. Trata de evitar eso si es posible.

¿En qué posición debe dormir el niño?

El niño debe recostarse sobre la espalda con una almohada plana, si es que se usa alguna. La razón de por qué una almohada abultada no es una buena idea es porque puede interferir la respiración del niño. Si el niño está en una edad cuando es capaz de moverse con libertad, está bien, pero siempre coloca al niño sobre su almohada al dormir. Hay algunas personas quienes se preocupan por que el niño vomite y se ahogue, pero los pediatras son bastante consistentes en que esta es la mejor posición para un niño dormir porque el niño girará su cabeza si el vomita y es menos probable que se ahogue de lo que piensas. Sin embargo, el síndrome de muerte en la cuna usualmente sucede cuando el niño está colocado en los costados de la cuna o boca abajo contra el colchón, comprimiendo su respiración.

Esta posición para dormir es conocida como posición supina. Es importante que los pies del niño o del bebe estén en la parte inferior de la cuna y que las sabanas estén bien encajadas para que el niño no pueda moverse y tratar de meterse por debajo de las mantas. Esto previene el Síndrome de Muerte en la Cuna y es muy importante. Sin embargo, a medida que tu niño crece un poco, descubrirás que cambiará su posición con regularidad y tan pronto como las sabanas estén encajadas en el colchón de la cama, el no podrá colocarlas sobre su rostro y el tipo correcto de almohada que se use, no causará ningún problema.

El uso de un chupón

Hay padres quienes usan esto para tratar de traer comodidad a un niño en crecimiento o lo usan durante las etapas de la dentición. No es buena idea usar un chupón en un niño mayor a los 12meses, ya que esta edad es cuando los dientes del niño comienzan a formarse. Si realmente creer que el chupón ayuda a tu niño a dormir, no seas tentado a usar sustancias azucaradas en el chupón ya que esto puede ser dañino para su salud. También necesitas ser consciente de la limpieza del chupón y solo usarlo con el propósito de ir a dormir, en lugar de colocárselo durante el día simplemente para mantenerlo quieto. Este es un período cuando en el niño están creciendo sus dientes y el azúcar será contraproducente en esta etapa ya qua la raíz del diente aun no está completamente desarrollada.

Ropa para dormir

La ropa de dormir del niño debe ser cómoda para ir a la cama. Es mejor usar algodón, ya que absorbe el sudor en lugar de usar cualquier ropa que contenga lana, a cual no solo promueve el sudor, también se hace muy caliente durante la noche. La prenda de vestir debe ser confortable. Evita todas que son de tamaño pequeño para tus niños, ya que estas resultan incómodas. Para un bebe, un camisón de algodón va a ser mejor porque así tienes acceso para cambiar el pañal sucio fácilmente, pero para los niños, los "todo en uno" son perfectos porque mantienen a tu niño seco a la hora de dormir. Asegúrate que el pañal este limpio y seco a la hora de ir a la dormir.

Capítulo Seis: Alimentos para comer antes de dormir

Aunque hemos mencionado que los adultos no deben comer cercanos al ir a la cama, tienes que recordar que los niños pequeños son seres en crecimiento. Ellos tienen una abundancia de energía y el tipo de alimento con que los nutres tendrá un efecto en el tipo de sueño que tus niños alcanzarán. Uno de las hormonas necesarias en el cuerpo que ayuda a inducir el estado de bienestar es la serotonina, hay ciertas comidas con las que puedes alimentar a tu niño que la contienen, poco tiempo antes del cepillado dental. Los yogures naturales sin ningún colorante son ideales ya que estos aseguran la liberación de serotonina así como lo hacen el queso y la leche, aunque debes evitar los quesos procesados que tienen muchos otros ingredientes que no son naturales. Algunos de los niños con los que he lidiado a lo largo de los años, amaban un vaso de leche tibia, pero no sobrepases la cantidad ya que puede contribuir al hecho de que necesiten ir al baño en la noche. El yogur es menos probable que cause este problema, además ayudará al sistema digestivo mientras que los niños duermen y las presentaciones pequeñas son especiales para estas personitas.

Trata de evitar cualquier cosa que provoque una alza de azúcar ya que esto le dará a tu niño la energía extra en el momento cuando realmente quieres que los niveles de energía sean más bajos. Por ejemplo, un biscocho o una rebanada de pan tostado, son preferibles antes que cualquier tipo de dulces. Si sirves una tostada has que sepa un poco mejor con miel natural, en lugar de usar mermelada. Galletas de soda también son buenas opciones, aunque debes limitar la cantidad de cena. En la manera que alimentas las necesidades de su cuerpo, también debes asegurarte de que tu niño no despierte demasiado temprano buscando comida. Esto solo aplica para niños, ya que con los bebes es un juego totalmente diferente. Sin embargo, estarás listo para establecer una rutina en lo que respecta a la leche del bebe y eso tiene el mismo efecto.

Si escoges darle a tu niño fruta como cena, entonces evita las frutas que son ricas en contenido de azúcar y apuesta por las que liberan magnesio y potasio ya que esto ayudara a que tu niño pase la noche sin calambres ni incomodidades. Las bananas también son una gran opción en pequeñas cantidades ya que ellas contienen triptófano el cual ayuda a la liberación de serotonina. La comida no debe darse justo antes de la cama, debe existir un período temprano en la noche cuando el niño se siente y tome su cena, una vez que haya guardado sus juguetes y antes de lavar sus dientes. La cantidad que le das a tu niño debe ser pequeña. Serán solo bocadillos ya que promover el que tu niño coma mucho en la cena no es una buena idea. Evita los cereales a todo costo porque muchos de estos tienen azucares, lo cual ocasionara los incrementos de los niveles de azúcar, y la hora de dormir no es el momento apropiado para ello. Evita el pan blanco por la misma razón. Mientras más promueves a tu pequeño para comer las cosas adecuadas, es mejor, pero necesitas dar el ejemplo. Si quieres que ellos disfruten de comidas saludables, asegúrate que le mostrarás a tu niño que estos son alimentos que son sabrosos también. En lugar de darle al niño una banana entera y luego cortarla en pequeños trozos, para apartar algunos, prepara la cena en el plato solo con la comida que va a comer. Esto evitara quejas justo antes de la cena cuando el niño ya está algo molesto. Enséñale a tu niño a tomarse su tiempo mientras come, ya que la indigestión puede ser realmente un problema si el niño es forzado a come rápido y luego ir a hacer otras cosas. Así, la cena debe ser un momento calmado que puedas pasar con tu niño en la tranquilidad de la cocina, lejos de las tentaciones como el televisor.

Capítulo Siete: Entendiendo la Psicología de los Niños

A los niños no les gusta sentir que han perdido algo. Si colocas a tu niño en su cuna y luego dejas las puerta abierta, hay oportunidades de que él pueda oír a las personas afuera aun despiertas y divirtiéndose. Es obvio que el niño va a sentir que lo apartaste de esa situación. En consecuencia, necesitas saber como la mente de un niño trabaja al momento de ir a la cama y qué piensan a medida que vas en la rutina de cena, cepillar dientes y prepararse para dormir.

Los niños realmente no están jugando cuando comienzan a protestar a la hora de dormir. Hay todo tipo de historias y han sido ideadas para hacer que los padres crean que esta es una batalla de ingenio entre el niño y los adultos, pero lo que no se dan cuenta es que en esa habitación no hay un ambiente cómodo para el niño, quien de hecho, se siente abandonado en la oscuridad y puede tener miedo de quedarse solo. Cuando hablas con las personas fuera del mundo occidental, no puedes creer como nosotros tratamos a nuestros niños ya que es muy normal en tales sociedades llevar al niño a la cama en la misma habitación como otras personas y que ellos casi nunca tienen problemas con las rabietas de los pequeños, pero hay maneras en las que puedes minimizar los berrinches y ayudar a tu niño a sentirse seguro en el ambiente de su habitación.

Si corres a la habitación cada vez que tu niño hace algún ruido, él vera que ha alcanzado lo que quiere y no es una buena idea hacer eso. Sin embargo, es también un poco difícil de ignorar un niño que están dificultades. La forma de superar esto es asegurarse de que el ambiente donde el niño esta sea seguro para él. Si es un niño o una niña mayor quien tiene su propia habitación, deja que participe en arreglar las cosas en su habitación, es una muy buena idea. Encontrarán lugares seguros para colocar las cosas. Obviamente, los juguetes van en su caja durante la noche, pero tu niño necesita abrazar algo e incluso si crees que tu niño es ya mayor para los abrazos, no lo fuerces a dejar su osito de peluche demasiado temprano. Es su protección durante la noche cuando la luz se apaga y es importante para él.

Otra manera en la que puedes ayudar a tus niños para que sientan que no están solos es hablar con el osito "Teddy" y al mismo tiempo, colocar al niño en la cama. Arropa a tu niño y arropa a Teddy también para que sienta la compañía de un amigo. Pienso que el tomar un juguete suave es muy efectivo para controlar el mal comportamiento de los niños también. Un niño en particular que yo cuidaba era codicioso con sus juguetes. Le mostré lo triste que estaba Teddy por perder el uso de esos juguetes pero lo hice de manera muy diferente a lo que podrías esperar. Teddy recogió todos los juguetes y los colocó en su lugar en el área de juegos y cada vez que el niño quería tomar alguno, Teddy le mostraba que estaba molesto. Con el tiempo, el aprendió que no es un buen sentimiento el mantener las cosas para ti solo. Teddy puede ser una gran herramienta para manejar los problemas psicológicos de tu niño a la hora de dormir, es particularmente relevante.

Otro aspecto psicológico con los niños es que les gusta sentir que son como adultos y a menudo imitan a sus padres. Esta es una herramienta útil para usar al momento de dormir. Siéntate y cena con tus niños, luego llévalos a lavar sus dientes sin interrumpir demasiado. De hecho, si lo haces junto con ellos, aprenden de tu ejemplo. Un buen baño en la noche antes de dormir ayudará a relajarlos antes de ir a la cama, pero más que cualquier otra cosa, comenzaran a estar ansiosos a medida que pasa el tiempo porque saben que van a ser colocados en un cuarto aparte y esto está presente en sus mentes.

Es útil si tienes niños de la misma edad quienes pueden dormir en la misma habitación para que no se sientan solos. Sin embargo, evita colocar hermanos juntos si no tienen el mas o menos la misma edad, ya que esto puede impedir que los niños mayores tengan el espacio que necesitan para hacer sus cosas, como tareas, o simplemente estar por su cuenta.

Para un niño, no es algo natural separarse de las personas en las que confía y ama. Por ello, la rutina para ir a la cama se torna un momento difícil para los padres que tienen que lidiar con esto. Recuerda que hay una personita que está buscando reafirmarse y quien necesita sentirse cómodo en el espacio que está. He lidiado con niños en todas las vías de la vida y una de las mejores herramientas que un padre puede emplear cuando se trata de entrenar al niño para ir a la cama es reafirmarlos y ser empático con esa personita que haya muy extraño el tener que estar por su cuenta. Dale seguridad. Arropa al osito "Teddy" también y asegúrate de que tu niño esté cómodo. Después de todo, necesitas chequearlo de vez en cuando, solo para asegurarte de que el niño sepa que no lo has olvidado.

Tienes que pensar en una manera muy sencilla en lugar de tratar de ver al niño suficientemente inteligente para enfrentar la batalla del ingenio. Si pierdes tu carácter, tu niño se atemorizará, y esto no es nada bueno. Si esperas que un niño asustado duerma en una habitación donde no hay nadie más, no hay manera de que psicológicamente esto no cause daño a tu niño. Sin embargo, si el niño se siente seguro y amado, y tiene a su osito para dormir con él, se sentirá más seguro y no será tan molesto como un niño al que se le dice que no haga ruido.

Si haces de la rutina de ir a la cama un momento divertido en lugar de uno temeroso, tendrás menos problemas con tu niño y serán capaces de cuidar del osito juntos y contarle historias para dormir, sabiendo que tu niño reconoce que el osito "Teddy" es su amigo y nunca estará realmente solo en la oscuridad. Incluso si dejas la puerta un poco abierta puede ayudar, pero solo tienes que hacer esto para evaluar la reacción de tu niño las primeras noches que duerma solo.

Capítulo Ocho: Lidiando con los Hermanos

En alguna pequeña forma, puede ayudarle a superar la tristeza de la hora de dormir si tienes niños que son cercanos en edad. Un niño de dos años y otro de tres puede dormir muy felices en la misma habitación y la misma rutina puede usarse para ambos. La hora de dormir debe ser un tiempo marcado y no debe haber favoritismo hacia un niño sobre otro. Ambos niños deben colocarse en sus camas, listos para su cuento. Puede que tengas algunas discusiones sobre quien escogerá el cuento para dormir, pero puedes usar la lógica para esto y dejar el que niño termine escogiendo. Nunca aparezcas más favorable hacia un niño, ambos son importantes.

Anteriormente dije que no era una buena idea tener niños de diferentes edades en la misma habitación, aunque si estas buscando alternativas que funcionen, solo necesitas planearlas correctamente. No es lejano preguntarle a un niño mayor sobre compartir su habitación con un pequeño, pero el niño mayor necesita un poco más de espacio para privacidad, para hacer su tarea y para tener amigos que vayan a visitar. En consecuencia, trata de evitar el tener niños de diferentes edades compartiendo la misma habitación si es posible. Uno de los errores que los padres pueden cometer cuando se trata de la hora de dormir, es esperar que el niño mayor tome la responsabilidad por el pequeño, algo que no es justo. No es responsabilidad de él cuidar de pequeño y aunque ellos puedan parecer dispuestos a hacerlo, es mejor si puedes tratar a todos tus hijos por igual. Eso significa, permitirles que los niños mayores tengan espacio para hacer las cosas que los niños más grandes hacen.

La discusión puede ocurrir cuando tienes dos niños en la misma habitación que pueden enojarse por causa de los juguetes. La mejor manera de evitar esto es guardarlos a la hora de la rutina de dormir y asegurarte de que el juego está localizado en un área diferente al dormitorio y también que cada niño tenga su oso Teddy que le pertenece. Puede que hayas visto bromas sobre como los niños necesitan cobijas de seguridad, pero realmente esto no es broma para los niños. Es una necesidad seria y si descubres que tu niño se aferra a algo por seguridad, entonces tienes que aprender a lidiar con esto a la hora de dormir. Tan pronto como su juguete u objeto no cause ningún tipo de daño en el área de dormir, entonces está bien para los niños tener seguridad durante el curso de la noche.

A niño en particular que cuidé le encantaba llevar el suéter de su mama a la cama, creo que esto le hacía sentir que ella estaba cerca de él. Si había algún indició de que este suéter se llevaría para lavarlo, el lo objetaría, así que esto tenía que hacerse durante el día cuando el niño no se diera cuenta de que faltaba el suéter. Es importante asegurarse de que los hermanos no discutan y la mejor manera de hacerlo a la hora de dormir es sentarte y leerles a ambos y asegurarte de que ambos estén igualmente involucrados en el proceso de la historia. Tu voz debe ser relativamente baja para que no ejercites al niño antes de ir a dormir. La historia que escojas debe también ser una que no alimente el pensamiento de tus niños para que su imaginación vaya lejos ya que ellos necesitan desconectarse y dormir.

Capítulo Nueve: Entrenamiento de la A – Z

Cuando tu bebe viene a casa desde el hospital, lo más probable es que ambos duerman en la misma habitación. Es práctico y es la mejor manera de asegurarse de que el bebe está a salvo. Es también una buena manera de tener acceso al bebe para alimentarlo. Si puedes colocar la cuna cerca de la cama donde puedas alcanzarla y tener al bebe durante los momentos de alimentación es la mejor forma para hacerlo ya que minimiza la cantidad de interrupciones del sueño que tendrás. Una vez que el bebe ha sido alimentado, está listo para dormir de nuevo, puedes colocarlo sobre su espalda para que duerma. Se consciente de esta necesidad y también de la necesidad de mecer la cuna hasta que el bebe se duerma de nuevo.

La mayoría de este libro es sobre niños y ellos son parte de una historia bastante diferente. Puedes dejar al niño en la habitación un momento mientras preparas la habitación para ellos, pero en este caso, asegúrate de involucrar a tu niño en la preparación de su cuarto para que puedan cuidar con el tiempo de su propio espacio. En lugar de preocuparte por ello. Cuando el niño es llevado a la cama, necesita ser abrazado y arropado. Luego, necesitas apagar las luces y leer una historia para el niño. Si el niño se coloca en posición supina, colócalo de nuevo sobre su espalda y continua con la historia.

La rutina que uses debe ser la misma que se usa cada noche y si hay momentos en los que no estarás ahí para hacerlo, es una buena idea explicarle a la niñera para que ella haga que el niño se acostumbre. La completa rutina de la habitación y el entrenamiento consiste en los siguientes elementos:

- Alistarse para la cama y guardar los juguetes
- Bañarse y colocarse las pijamas
- Lavarse los dientes y cepillarse el cabello
- Ir al baño ó cambiar los pañales
- Preparar la habitación para la noche y cerrar las cortinas

El niño necesita saber que está sucediendo y debe confiar en ello. Si cambias la rutina demasiadas veces, el niño puede estar desorientado y muy irritable. Particularmente los niños puedes encontrar difícil manejar un cambio en sus rutinas. Así cuando estés entrenando a tu niño, desde el primer día de la rutina que rodea su sueño independiente debe tener el mismo formato. Promueve a tu niño para que disfrute la habitación que es suya. Una cosa para recordar es que hay factores psicológicos involucrados. No puedes colocar al niño en la cama y luego irte y cerrar la puerta. El niño necesita establecerse. Colócalo en la cama, acuéstalo, y comienza a contarle un cuento. Es una buena idea para ambos padres involucrarse pero si no es posible, el niño debe al menos tener la oportunidad de decir buenas noches a ambos.

Después de la historia, debes invitar al niño a cuidar de Teddy o del juguete que el haya escogido como su amigo. Si trabajas en las bases de que el oso es más pequeño que el niño y necesita todo el amor que tu pequeño pueda darle, el niño responderá bien y será feliz al abrazar y arropar al juguete. Esta es una edad cuando el niño no entiende mucho sobre relaciones excepto sobre lo que aprende durante su tiempo de juegos. Puedes usar a Teddy para darle ejemplos de un buen comportamiento y también hacer que el oso confíe en él como un amigo. De esa manera, cuando llegue la hora de dormir, el niño no sentirá que está solo en el mundo cuando la puerta se cierra en la noche.

Es una buena idea tener la luz lista para la noche antes de la historia, ya que los ojos del niño se acostumbrarán a la luz atenuada de la habitación. Puedes tener un monitor de bebes en la habitación pero no hagas gran alarma de ello. Solo chequea que esta encendido y que está vigilando al bebe. Si ya has establecido el ángulo correcto, no juegues demasiado con él, cuando la historia termina y el oso es arropado junto al niño, un beso de buenas noches cierra el trato, mientras que algunos pueden llorar por atención si esta es la primera vez que dormirán solos en su habitación. Hay una manera de acostumbrar al niño y puedes aplicarla durante el día a la hora de la siesta. Cierra las cortinas y haz que la luz este tenue, aunque continúes haciendo las tareas domésticas alrededor de la habitación del niño, para que él se acostumbre al hecho de que no estás lejos. Lo que hace es que ayuda al niño a confiar en el ambiente.

Si el niño llora y sientes que es necesario ir a chequearlo, entonces abre la puerta cuidadosamente para que de hecho no hagas mucho ruido al ir a la habitación. Es un error encender la luz y hacer demasiado ruido ya que los niños pequeños tienen un montón de energía y lo que haces, si cambias el ambiente de la habitación, es despertar esa energía. Habla con el niño susurrándole y arrópalo nuevamente. Escucha qué es lo que tiene que decirte. No sea demasiado apresurado en dejar la habitación. Puedes sentarte un momento para que el niño sepa que estás ahí. Poco a poco, a medida que el sueño se haga más profundo, serás capaz de irte a tu habitación y las oportunidades de que el niño duerma por el resto de la noche serán mayores.

Una cosa de la que debes estar consciente es que los niños tienden a despertar cuando la luz del día aparece. No es como que ya han construido un reloj, pero una vez que han tenido un sueño nocturno adecuado, sus niveles de energía son más altos de nuevo y descubrirás que aunque es difícil al inicio, luego te acostumbrarás al ritmo de su día, poco a poco. Debes establecer con el niño desde que es bebe la diferencia entre la noche y el día, abriendo las cortinas para encontrar el día. Toma un momento para tu niño entender el ciclo de sueño y lo que ellos necesitan para ir a través del. Sus relojes corporales aun no se han ajustado a la vida y al hacerles una clara distinción entre el día y la noche, les enseñas la manera en la que la vida funciona y permites que descubran su propio ritmo en la vida.

Capítulo Diez: Sonambulismo y Pesadillas

¿Sabías que tanto como un tercio de los niños tienen sonambulismo o pesadillas en algún momento? Es verdad y aunque puede ser un poco aterrador, necesitas saber cómo comportarte cuando esto suceda y cómo proteger a tu niño de cualquier daño que puedan hacerse mientras están sonámbulos. Aquí hay algunas medidas de seguridad que puedes tomar para resguardar a tu niño en caso de sonambulismo, además, es buena idea tener estas colocadas por ahí en caso de que el niño salga de su cama y camine alrededor antes de que te despiertes en la mañana.

Coloca una puerta en el tope de las escaleras

Esta debe ser una prioridad. Cuando los niños intentan bajar las escaleras, hay muchas probabilidades de accidentarse. Por ello, tener una puerta significa que ellos no podrán ir más lejos y es menos probable que haya problemas. Una cosa de la que debes estar consciente es que el niño puede intentar pasar la puerta, así que mientras más lejos la coloques de las escaleras, mejor será. Lejos es mejor para asegurarse de que la puerta es bastante segura cada vez y has que tu niño sea consciente de por qué está ahí. No puedes detener a un niño de tratar de buscar oportunidades, pero puedes hacer el lugar relativamente más seguro. Otra área que debes procurar son los obstáculos que pueden tropezar si caminan dormidos. Por supuesto, esto significa mantener la casa un poco más ordenada pero es algo bueno ya que hace más fácil las tareas del hogar, así que es una medida de sentido común.

Se consciente que cuando un niño está sonámbulo, sus ojos pueden estar abiertos aunque ellos no estén caminando conscientemente. Así que, se cuidadoso de no despertarlo ya que podría ser aterrador para el niño. Una de las principales razones para el sonambulismo es el sueño irregular o una rutina que no funcione para el niño. En ese caso, quizás necesites pensar en llevar a la cama al niño más temprano o asegurarte de que el niño tenga menos siestas durante el día, para que esté relativamente más cansado en la noche. Ejercicio físico durante el día y aire fresco ayuda al niño a estar lo suficiente cansado para dormir. Asegúrate de que tu niño tenga ejercicio regular al aire libre, incluso si solo se trata de caminar en el parque.

El Hospital de Niños Royal tienen grandes consejos para los padres sobre cómo evitar el sonambulismo y qué hacer cuando el niño está sonámbulo:

- Redireccionar al niño sin hacer ningún movimiento que pueda despertarlo.
- Asegúrate de que la rutina para dormir se ajuste a lo que necesita el niño.
- Cierra las ventanas y las puertas para evitar cualquier área peligrosa accesible para el niño.
- No dejes que un niño sonámbulo duerma en una cama litera, particularmente en la cama superior.

Hay algo de comportamiento antisocial que puede estar involucrado en el sonambulismo. El niño puede orinarse, aunque con un niño, si te aseguras de que el pañal está limpio y seguro antes de que el niño vaya a la cama, esto limita la posibilidad. Sin embargo, cuando colocas al niño de nuevo en su cama, debes estar seguro de que las sábanas están secas y que el pañal está limpio para que esto beneficie al niño a través del sueño y disminuya el sonambulismo.

Una de las peores cosas que puedes hacer si tu niño tiene fiebre es mandarlo a la cama. Muchos niños que son sonámbulos tienen pesadillas por causa de la fiebre que alcanzan durante la noche y esto solo empeora la situación. En caso de que el niño tenga pesadillas, está ahí para asegurarlo y también dile que Teddy está ahí para ayudar al niño a sentirse seguro, una vez que este seguro regresa a la cama. Puedes descubrir que el niño ha estado asustado por las sombras, solo tienes que ajustar la luz un poco incluso haciendo un juego de buscar por todas partes para asegurarte de que el no hay nada malo en la habitación del niño y todo está seguro. También encontrarás que el niño se beneficia de una taza de leche tibia, siempre que no sea demasiada. Tener un pequeño biberón disponible que puedas ofrecerle al niño como una bebida confortable y que no la riegue en las sábanas. No hay nada peor que el olor de la leche mojando las sábanas.

Cuándo involucrar al doctor

No siempre es necesario pero si notas que tu niño está teniendo episodios de sonambulismo regulares o más de dos veces a la semana, puede existir un problema subyacente que un doctor debería descubrir. Similarmente, si descubres que tu niño orina en lugares inusuales, háblale de estos problemas al doctor, él puede ayudarte con las acciones necesarias; tu respuesta ante estas situaciones no debe ser nunca enojo o frustración ya que esto puede traer más problemas de los que ya existen. Recuerda que el mojar la cama puede suceder en cualquier etapa hasta los

10 años de edad, así que no seas duro con tu niño si esto sucede. Simplemente cambia las sábanas y continua. El problema aquí es que si el niño piensa que vas a gritarle cuando esto sucede, puede hacer las situación peor y asustar al niño.

Lo importante es recordar que el caminar dormido es un signo de que hay algo necesitas identificar las razones de por qué está sucediendo. No trates de despertar al niño y recuerda que el niño tendrá pocos recuerdos del episodio de sonambulismo en la mañana. De modo que el hacer un escándalo por ello puede incluso inducir más del mismo tipo de comportamiento en el niño ya que lo confunde aun más. Si tienes más de un niño durmiendo en la habitación y esto sucede, asegúrate de que el área del piso en la habitación siempre esté ordenada para que el niño no se lastime o caiga y así despierte al otro niño.

Capítulo Once: Lidiando con Problemas Médicos

Habrá ocasiones durante la infancia de tus niños cuando estarás preocupado por algunos problemas de salud. Por ejemplo, si el niño tiene un resfriado, puede ser preocupante para los nuevos padres quienes se preocupan por si el niño será capaz de respirar en la noche. En casos como este hay cremas que puedes usar y que son seguras para aplicar en el pecho del niño, que le ayudarán a respirar más fácilmente. Si sientes que tu niño tiene fiebre, es también sabio el vestirlo con ropa cómoda para esta enfermedad. No hay nada peor que sudar toda la noche con fiebre en una cama envuelto en sábanas que son demasiado calientes e incómodas. Es igualmente una buena idea mantener la habitación bien aireada ya que no hay nada peor para un niño que ser dejado en una habitación que está caliente más cuando se siente tan mal.

Si el niño está enfermo, hay muchas oportunidades de que quiera dormir durante el día y ahí pueden surgir problemas porque esto interrumpe la necesidad de dormir en la noche. Puedes descubrir que tu niño sufre de alguno de los siguientes síntomas los cuales son comunes en los resfriados y no debes preocuparte demasiado por ellos:

- Nariz congestionada
- Tos seca
- Dolor de cabeza
- Fiebre leve
- Cansancio y malhumor

Debes colocarte en los zapatos del pequeño. Es un muy mal tiempo y el niño se siente realmente mal. Un resfriado puede durar por lo común hasta unos diez días y hay diferentes maneras para lidiar con ellos y con niños de diferentes edades.

Niños mayores de un año

Ya que estos son niños que necesitan dormir sobre su espalda, y que no pueden sacudirse la nariz, debes usar solución salina especialmente con el propósito de ayudarle a perder el moco que está en su nariz. Pregúntale a tu pediatra sobre una recomendable para tu niño en esa edad. Una perita de succión es una buena inversión ya que ayuda a succionar el moco para que el bebe pueda dormir más fácilmente. Si necesitas subir la almohada, no intentes colocar otra almohada en la cama. Es una mejor idea levantar la cabeza de la cama colocando una almohada bajo el colchón, así evitas el riesgo de que el niño se asfixie.

Niños de uno a dos años

Estos pequeños necesitan atención adicional cuando están resoplando su nariz. Es una buena idea enseñarle tu niño a sacudirse la nariz. Puedes hacerlo al demostrarle como lo haces tú mismo, ya que los niños adoran imitar lo que los adultos hacen. Elevar la cabeza es útil ya que esto permite que el niño respire, aunque si estás usando una cama, entonces puede tener un cojín extra, pero si el niño está en una cuna entonces mejor aplicar el método que describí anteriormente sobre levantar el colchón colocando una almohada bajo él. Los aerosoles nasales ayudarán a eliminar el moco. Sin embargo, si el niño tiene tos, trata de usar una crema en el pecho para que la respiración le ayude durante el curso de la noche.

Es importante que le des una dosis de amor adicional a tu niño durante este tiempo que está enfermo, pero la rutina de sus vidas no debe afectarse. Claro, puedes observarlo con mayor frecuencia ya que estas preocupado, pero realmente es mejor asegurarse de que el niño vaya a la cama a la misma hora y que siga la misma rutina nocturna. Si te apartas un poco de ella, el niño pensará que puede tomar ventaja y estará enfermo por más tiempo, ya que es un plan para ganar atención adiciona. Cuando visites al niño en la noche, no lo retires de la cama si no es necesario, ya que esto puede despertar al niño y es poco probable que regrese a dormir.

Otras enfermedades

Es una buena idea mantener a los niños alejados de los fármacos tanto como sea posible, aunque algunas enfermedades requieren de estos. Evita usar demasiadas medicinas para tu niño ya que aunque es más fácil dar muchos remedios, estos pueden no ser tan efectivos como los que prescribe el doctor. Si el doctor prescribe fármacos para tu niño, necesitas mantenerlos a una distancia segura del niño quien por erros puede confundirlos con dulces. Con respecto a la cantidad prescribe y nunca sobrepases la dosis pensando que estos ayudarán al niño a dormir.

Cuando estás tratando con una enfermedad siempre toma los consejos de tu pediatra ya que él sabe qué es lo mejor y lo que se necesita para manejar esa enfermedad en particular que tiene tu niño. Esto es muy relevante para el niño quien está sufriendo de una enfermedad y requiere tratamiento hospitalario. Siempre debes respetar los consejos dados por los expertos, ya que ellos saben como un niño va a reaccionar ante ciertas operaciones o después de los efectos de tener alguna enfermedad. Recuerda que las enfermedades de los niños pueden deprimirte y es buena idea no cambiar la rutina demasiado solo por causa de esto. Si tienes un niño en casa todo el día, no te sientas tentado a prolongar sus siestas diurnas ya que esto interfiere con su rutina nocturna y puedes encontrar que el niño se torne maniático y difícil de manejar.

Capítulo Doce: Vacaciones y Tiempo fuera de casa

En momentos como estos puede ser muy difícil hacer que un niño se duerma. Si están viajando en el carro, entonces trata organizar el viaje para que sea en el tiempo que el niño tenga sueño. Esto puede significar viajar de noche pero es buena idea para que el pueda dormir, puedes llevar con ustedes algo que el niño pueda abrazar y que sea cómodo y se asemeje a la superficie donde el niño duerme en casa.

Puedes ir aún más lejos y detenerte en una cafetería para que el niño lave sus dientes y tenga un bocadillo antes de cenas justo como lo hace en casa, pero asegúrate que los bocadillos son similares a los que él está acostumbrado. Si esto significa llevar contigo un poco de fruta, no es una mala idea y la mayoría de las personas entenderá el por qué no darle al niño una comida muy llena en las noches. Los padres pueden comer y el niño tener algún bocadillo que se asocie con la hora de dormir.

Tienes que apreciar que el niño en un nuevo ambiente será curioso sobre lo que sucede a su alrededor. Si eres capaz de hacer que tu niño se acueste y duerma, ten en cuenta también que algunos niños sufren enfermedades durante el viaje y debes asegurarte de que has conversado de esto con su doctor antes de viajar, para que sepas que hacer si el niño tiene alguna enfermedad causada por el movimiento durante el viaje. Felizmente, la mayoría de los niños con los que he tratado de hecho disfrutan el movimiento del carro y duermen bastante bien. El punto de todo el ejercicio del viaje es que es un tiempo en el cual se logra causar una mínima interrupción a todos los horarios que ya has establecido con tu niño. Viajar con un pequeño maniático puede ser una pesadilla, así que cuando estas planeando viajes largos, trata de trazar la ruta que menos interrumpa la rutina del niño si es posible.

En los vuelos, observarás que los niños quieren mirar alrededor y tienen el mismo nivel de curiosidad que tendrían en un nuevo ambiente. Trata de tener asientos cerca de la ventana para que puedas mostrarle la vista y hablarle sobre diferentes cosas que suceden durante el vuelo. Si van a volar por una distancia corta, entonces el mejor momento para el viaje es durante la tarde. La razón para ellos es que el niño está despierto y aunque puede estar un poco maniático, aún será capaz de participar durante el viaje y puedes usar la misma rutina cuando lleguen a su destino, asegúrate de que el niño está en la cama a la hora usual y que no espera poder quedarse despierto un poco más solo porque están en un lugar diferente.

Cuando se quedan con familiares, asegúrate de que ellos sepan cual es la rutina. Si descubres que comen más tarde de lo que lo haces normalmente, trata de alimentar a tu niño por separado, para que su digestión no cambie. La mayoría de las personas son bastante comprensivas cuando se trata de alimentar a un niño y saben que tú conoces lo mejor.

Hay algunas cosas que necesitas tener a la mano cuando viajas con un niño y es buena idea empacarlas por separado para que tengas acceso a ellas en cualquier momento:

- Pañales limpios
- Una bolsa plástica para desechar los pañales
- Cremas y lociones usadas para el cuidador de la piel del niño
- Un biberón con una bebida adecuada para el niño
- Bocadillos saludables que no incrementen los niveles de energía del bebe
- Cambios de ropa en caso de enfermedad

Cuando tienes la responsabilidad añadida de tener un niño, tu vida entera cambia y esto incluye tus vacaciones. También tendrás familiares, quienes aunque no tengan esa intención, interrumpirán la rutina de tu niño si los dejas. Es una buena idea afirmar que la hora en la que el niño va a la cama, el tipo de TV que no dejas que el niño vea y asegurarte que el niño se sienta familiar en la habitación donde dormirá. En una situación como esta, pienso que es buena idear dormir en la misma habitación que el niño, ya que es un nuevo ambiente y el niño puede asustarse. Si llevas lámparas contigo, puedes buscar pequeños soportes que se conectan y encienden la habitación. Estos no ocupan mucho espacio y pueden ayudar al niño a sentirse menos temeroso del ambiente extraño en el cual ha sido colocado.

Lo importante para los niños es saber que la rutina está y que esta no se cambia. El aun esperará bañarse, lavar sus dientes, comer la cena y luego aun tener ese momento de lectura con mama o papa antes de ir a dormir. No olvides a Teddy. Recuerda que es una parte muy importante en la psicología del niño para dormir y hará que el niño sienta que está seguro y acompañado. La primera cosa que debes empacar cuando vayas a cualquier lado debe ser a Teddy porque es el amigo de tu niño y el amigo debe ir cuando tratas de que tu niño duerma en un nuevo ambiente. Un niño se aferra a lo familiar, así que haz que todo sea tan normal como sea posible.

Si tu niño va a quedarse con los abuelos, entonces hazles saber la rutina que tienes con el niño ya que con frecuencia los abuelos quieren pasar tanto tiempo como puedan con sus nietos sin saber cuán importante es la rutina y que esto puede arruinar completamente lo que se ha alcanzado con los niños. No es algo intencional de su pate. Simplemente que ellos no están acostumbrados a la manera en que tú haces las cosas. Al final del día, si el niño juega mientras están viajando, el niño aprenderá que no importan en que parte del mundo él este. La hora de cama es la hora de dormir y no hay negociación tan pronto como es el único elemento que debe preocupar en su vida. El leer una historia puede ayudarle a procurar el siguiente día de las vacaciones, pero no lo sobre ejercites mucho y espera que ellos mismos se calmen. Recuerda, la paz y la calma son necesarias incluso para los adultos dormir, así que para un niño son aún más importantes.

Capítulo Trece: ¿Por qué algunos niños tienen problemas para dormir?

Tienes que entender la psicología del niño pero también necesitas saber que cada niño es muy diferente y pueden existir problemas subyacentes de por qué el niño no puede dormir. Vamos a ver algunas razones que pueden darte pistas sobre por qué tu niño tiene tantos problemas para dormir.

Confianza en estar con las personas. Esta es una razón común de por qué los niños sufren ansiedad. No es natural para ellos estar separados de sus padres. En otros países, los niños no tienen el mismo miedo al dormir porque duermen con sus padres o en alguna habitación con otros miembros de la familia. Como la sociedad ha evolucionado, los niños occidentales ahora tienen sus propias habitaciones, aunque, su enfoque hacia este fenómeno no ha cambiado. El niño necesita que ese lazo sentimental se mantenga dentro de una distancia segura de sus padres. Quizás puedes prepararle una habitación al lado de la tuya para que el niño no sienta que está solo. Sin embargo, debes entender que es un miedo real en la mente del niño. La inseguridad de estas en una habitación oscura es difícil para los niños y puede que estén asustando. Así que necesitas hacer la habitación del niño lo más amigable posible para que no crees demasiado drama como sombras que se mueven o ruidos afuera de la habitación que distraigan la mente del niño.

De algo que puede que no seas consciente es que el dormir es un hábito, y los hábitos pueden adoptarse, pero si quieres que tu niño adopte este hábito de dormir, tienes que engranar la vida alrededor de ello. Así que reduce la actividad en las noches y ayudarás. El tener una rutina ayuda y puedes ayudarte con una tabla donde el niño vea fotos de sí mismo haciendo cosas diferentes en momentos diferentes. Dibujar un reloj y explicarle todo paso a paso ayuda al niño a ver que no es porque tu lo cuidas, sino que el reloj dicta lo que sucede en cada hora. Sus necesidades de sueño deben ser un hábito hasta que rompas el hielo y el niño ceda, así lo convertirá en su hábito, mientras no esperes que el niño se adhiera a ello simplemente siguiendo las instrucciones que les dictas.

La tabla que hagas puede incluir todo tipo de actividades. Por ejemplo, puede mostrarle a tu niño en la tabla, cuando es momento de levantarse y vestirse y mostrarle el dibujo del sol brillando en su habitación diciéndole que es momento del día. Luego, puedes agregar cosas como los horarios de las comidas, pero trata de hacerlo en una pizarra acrílica para que puedas agregarle cosas a medida que el niño crece y tiene más entendimiento sobre cómo funciona.

Decidir la hora de dormir

La mejor hora para dormir al niño es entre las 6.30 y las 7.00. La razón de ello es que el niño no está demasiado cansado para dormirse. Cuando el niño está exhausto, hace que su cuerpo produzca adrenalina, lo cual es lo último que necesitas porque lo llena de energía y puede causar que se despierte después de solo un corto período en la cama. El tiempo para dormir debe siempre asociarse a la oscuridad, así que las cortinas deben estar cerradas. Si el niño prefiere un poco de luz, usa una lámpara que pueda atenuar la luz y que sea cómoda para él, así le permites que se relaje sin prestar mucha atención a todo lo que sucede alrededor de él en su habitación. Si tiene siestas de tu niño durante el día, tienes que cambiar la hora de dormir para un poco más tarde para asegurarte de que el niño duerma, pero no más tarde de las 7.30 u 8.00 y trata de reducir las siestas del día a favor del sueño nocturno.

Introduce ruidos blancos

Los ruidos blancos son sonidos que el niño escucha pero que son cómodos. No es tanto como que el niño escuche sonidos fuera de la habitación pero si es un sonido relajante que no lo despertará cuando esté en el camino quedándose dormido. El ciclo de sueño de un niño pasa por diferentes fases y el ruido blanco simplemente es un sonido confortable en el ambiente que promueve que la mente del niño continúe relajándose, en lugar de estar despierta por otros sonidos que tienen una naturaleza más invasiva. Puedes tener algunas buenas grabaciones, o también hay algunos videos en YouTube si quieres usarlos. Sin embargo, el ser consistente es importante, así que para tener una grabación en el ambiente de la guardería, es mejor la idea de combinarlo con fotos en una pantalla con la cual el niño se distraiga.

Mantén establecido el horario de las siestas

Para los niños que pasan por esta infancia, las siestas son una parte importante del día porque los niños tienen impulsos de energía seguidos por hambre, y a continuación, por la necesidad de descanso. Es buena idea establecer el horario para la siesta de tus niños. De hecho, si tu niño no va a dormir significa que es demasiado maniático. Ha superado el límite de la necesidad de dormir y si ajustas su horario de la siesta justo después del almuerzo, es un buen período para que puedas tomar un descanso con tu niño y acostumbrarse a la paz y calma del sueño. La siesta puede hacerse en su habitación, o puedes invitar a tu niño a que duerma en un lugar donde estás presente, esto le da seguridad adicional que necesita para aprender los hábitos del sueño. Si ellos abren sus ojos y las cosas alrededor de ellos aun están normales, es más probable que regresen a dormir. Por ello, la siesta es un momento importante. Es una curva de aprendizaje para tu niño para aprender el arte de colocarse así mismos en el sueño. Descansar sobre una almohada y relajarse con ropas cómodas ayuda también a desarrollar este hábito, el cual más tarde puede transferirse a su habitación a la hora de dormir. Las siestas le enseñan al niño a ver el sueño como algo que quiere en lugar de algo que a lo que es forzado. Así que, la importancia para los niños menores a tres años no debe ser desestimada. No intentes quitar el horario de la siesta porque cuando lo haces, creas una situación en que el niño está demasiado cansado para dormir en la noche y el cuerpo le envía las señales equivocadas y libera adrenalina, la cual encenderá su energía y hace que esté más eufórico.

Enséñale al niño a dormir

Es muy importante si tienes un niño que parece que no entiende que necesita dormir. La idea es programar el sueño y dejar que el niño sepa, cuando es luz de día es tiempo de levantarse, y cuando es de noche, es tiempo de que todos vayan a la cama y duerman. Lo que puede confundir al niño es el ruido de la actividad fuera de su habitación, así que necesitas hacer el proceso de sueño gradual donde el niño aprenda a relajarse y a dormir por sí mismo.

Entrenamiento para dormir para niños difíciles

Puedes empezar con esto colocando al niño en el sofá junto a ti, todo estará acomodado, tibio y listo para dormir. El niño necesita contacto contigo, así que deja que descanse su cabeza sobre sus rodillas, lo cual es aceptable. Cuando se duerme de esa manera, muévelo a una posición donde el cojín ocupe tu lugar. Luego intenta distanciarte un poco. Si quieres hacerlo sin causarle preocupaciones, por qué no tener algo en las manos, para que el niño tenga menos espacio para colocar su cabeza sobre ti. Puedes colocar un cojín justo a tu lado y alcanzarlo y tocar al niño de manera ocasionar para reafirmarle que el necesita dormir. Poco a poco toma distancia entre tú y tu niño y asegúrate de que el niño sepa que este momento es para dormir y no debe haber mucho ruido en la habitación. Una vez tuve un niño que era realmente malhumorado a la hora de ir a dormir e ideé un modo en el que compitiéramos para ver quien se dormía primero. La atmósfera de la habitación estaba calmada, cada uno teníamos un cojín, ambos tratábamos de dormir. Como el niño inseguro sabía que yo estaba ahí con él, fue capaz de dormirse mucho más rápido de lo que pensé. Gradualmente fui imponiendo la separación. Poco a poco, anima al niño para que aprenda a dormirse por sí solo y entonces tendrás una muy buena situación en tus manos. Un niño que aprende el proceso de dormir no tendrá problemas en la noche, ya que la hora de la siesta es buena para practicar el sueño y de hecho, tienen en mente que es bueno el dormir.

Tener algo que buscar

Con los niños quienes son difíciles, descubrí que tener una rutina funciona muy bien. Por ejemplo, si sabes que tu niño quiere ver su comiquita favorita en la TV, asegúrate de que eso no suceda hasta que haya cumplido con la rutina de la siesta. Esto de da al niño algo que buscar, pero también significa que aprenden tempranamente que la comiquita no va a poder ser vista hasta que la siesta no se cumpla. Mientras que muchos pueden verlo como algo rudo, funciona muy bien porque el niño sabe que cuando despierte, habrá algo que valdrá la pena por qué despertarse y estará más inclinado a no pelear en el proceso de dormir.

<u>El niño que llora en las noches</u>

El jurado está firmemente convencido de cuál es y cómo es la manera correcta de lidiar con un niño que llora en la noche. Sin embargo, puedo decir por mi propia experiencia extensa que hay dos cosas que tienes que considerar.

1) **Si dejas que el niño comience a sofocarse,** estas de hecho afirmando sus peores miedos y el niño que no tiene la oportunidad de exteriorizar estos miedos o racionalizarlos, tiene problemas con sus sentimientos. Para mí, la peor respuesta que puedes darle a un niño que está llorando es ignorarlo. Si vas a la habitación de tu niño y le preguntas qué sucede, estas valorando sus sentimientos y puedes explorar sus miedos con él y probarle que no tienen fundamento, así es que al permitir que los miedos salgan, tu niño podrá relajarse.

2) **Un niño histérico necesita la guía de sus padres.** No grites al niño ya que esto solo hace que la histeria sea peor o incluso puede establecer problemas psicológicos

en la mente de tu pequeño. Calma al niño. Háblale y sujétalo mientras supera su histeria. Hay quienes no están de acuerdo con esto ya que promueve la histeria a la hora de dormir, pero realmente no es así. Lo que hace es mostrarle al niño que cuidas de él, y racionalmente puedes explorar sus sentimientos y colocar las cosas correctas en su mente. "Creo que hay un monstruo en mi habitación". Entra a la habitación con el niño y hazle ver que no hay tal cosa. Imagina que el niño cree que hay monstruos descansando en la oscuridad escuchando que su padre le grita. El padre también se transforma en un monstruo y hace peor la situación. Busca en todos los lugares donde el monstruo pueda esconderse, esto te ayudará a enseñarle al niño que sus pensamientos no son reales y así se calmará. En tal caso, es incluso más importante que tu niño tenga un amigo para ir a la cama juntos y aquí es donde su oso favorito, Teddy puede ayudar.

"Teddy buscó y ya no hay monstruos."
"Teddy cuidará de ti ahora, así que no te preocupes. Tienes a tu amigo contigo."
"Abraza a tu osito para que no se asuste porqué estas llorando."

Puedes hacer sentir verdaderamente cómodo al niño sin necesidad de sacarlo de su habitación y llevarlo a la sala. Si lo cambias el territorio, le estás enviando el mensaje equivocado. La idea es que el sueño nocturno pueda ser promovido resolviendo los miedos de los niño de una manera mucho mejor.

3) **Debes crear calma.** Si esto significa que debes tomar al niño en tus brazos y mecerlo, asegúrate que tengas una silla cómoda la cual puedas alcanzar desde la cama. Al mecerlo suavemente aunque tardas un poco, mientras más tardes en esta etapa, más fácil será para el niño aceptar que dormir es necesario. Cuando te des cuenta de que el niño se está durmiendo, colócalo de nuevo en la cama y siéntate a su lado un rato más hasta que estés seguro que está dormido profundamente. El método Ferber puede funcionar para algunos, aunque considero que hay mejores maneras para hacerlo al mostrarle al niño mucho amor y seguridad. Siempre ha funcionado para mí y he ayudado a tener una actitud hacia el sueño mejor a esos niños que fueron encerrados e ignorados.

4) **Nunca caer en un comportamiento inaceptable.** Un niño que comió su cena y bebió su leche es menos probable que grite en la noche por hambre o sed. Así que la rutina completa de ir a la cama debe tratar sobre todo lo que prepara al niño para ir a la cama y dormir, en lugar de causarte potenciales problemas. Es buena idea mantener la comida lejos de la habitación para que el niño sepa que este no es lugar para comer. Si tu niño

tiene su cena y su bebida y aun muestras señales de hambre y sed, lo que puedes hacer es darle un vaso de agua, para que el niño no tenga la sensación de que la hora de dormir es momento para gritar por atención adicional.

Muchos padres pueden cometer el error de ceder, creyendo que están siendo amables pero realmente le están enseñando al niño malos hábitos y no le permiten aprender el arte de dormir. Para niños pequeños, una mecedora es una gran diversión ya que ellos tienden a ser motivados por el movimiento de la mecedora y así se duermen fácilmente. Sin embargo, cuando tu niño transfiere esto a una cama más grande, necesitas enseñarle métodos alternativos para mecerse y así que pueda alcanzar el mismo efecto. Uno es abrazar a Teddy o mecerlo para que se duerma. Otra opción es asegurarte de que el niño está cómodo y hablen en bajos susurros sobre las cosas que lo llenan, sus sueños y buenos pensamientos. El contarte historias también ayuda, pero se cuidadoso con los libros que escojas a la hora de dormir, que sean relajantes para que el niño se quede dormido a medida que pasas las páginas del libro.

Si tu niño es de eso que pasa tiempos difíciles en la noche, siempre hay una razón. No la ignores, trata de resolverlo. Por ejemplo, el niño que está en dentición puede tener problemas para dormir porque le duelen las encías. Por lo general, esto realmente sucede con niños pequeños, nunca debes lidiar con estos problemas de dentición dándole al niño algo dulce. Muchos padres usan un caramelo de miel pero no se los recomiendo antes de dormir, ya que esto contiene azúcar que elevara los niveles en sangre del niño, lo cual no lo llevará a dormir. Es mucho mejor usar un chupón en este período, pero usa mejor algún producto que haya recomendado el pediatra.

Vale la pena llevar al niño a que se le revisen los problemas de los oídos ya que pueden no ser los dientes los que lo mantienen despierto. En caso de tales enfermedades del oído, el pediatra te ayudara y explicará lo que está causando la falta de sueño y que puedes hacer para mejorar los hábitos al dormir. Recuerda que cada niño tiene sus propios problemas y tú, como padre, necesitas estar muy consciente de qué problemas son, para que puedas direccionarlos y permitir que el niño tenga la paz mental que necesita para dormir en la noche. No intenten darle al niño una y otra medicación ya que tu diagnóstico puede no ser el correcto, en su lugar, pide una consulta con el doctor en la que puedas investigar que le sucede a tu pequeño y regresarlo a su rutina para dormir en una manera más rápida y efectiva.

Apnea del sueño y problemas respiratorios

Los niños pueden tener miedo de dormir por tener problemas respiratorios, si tu puedes monitorizarlos, es una buena idea. Las cosas para estar atento son ronquidos, o interrupciones de la respiración, en las cuales el niño podría estar teniendo problemas respiratorios. La respiración puede afectar el aprendizaje del niño, su crecimiento y sueño, así que es importante encaminar estos problemas que sientes que tu niño tiene con la respiración en la ruta correcta. La apnea del sueño es algo que los niños superan rápidamente así que no hay de qué preocuparse. Aunque, es una buena idea hablar con tu doctor sobre esto en casos que requieran más investigaciones por su duración.

Otros posibles problemas respiratorios

Muchos niños sufren de asma en esta etapa y puede ser que esto te preocupe sobre la respiración del niño. Es probable que, tanto durante el día como en la noche, estés atento a este problema, pero algo debe ser encaminado tan rápido como sea posible para hacer el dormir más fácil para el niño y para apartar todo desde estrés que viene con esta terrible enfermedad. La primera herramienta que necesitas tener en casa es un termómetro para que midas la temperatura de tu niño y sepas cuando tiene fiebre.

Si tu niño tienen fiebre o problemas para respirar por más de un par de veces a la semana, entonces debes ir al doctor quien será capaz de investigar ciertos problemas potenciales que puedes tener en tu lista de preocupaciones. Puedes necesitar hacer algunos ajustes para controlar el asma, como limitar el contacto del niño con alérgenos que causan problemas respiratorios, lo cual es fácil de superar. Tu doctor será capaz de decirte si es realmente un problema. ¿Sabías que los niños quienes cuidan de animales de hecho sufren menos de asma? Sus cuerpos se vuelven más tolerantes, así que no es una mala idea tener mascotas, pero antes de hacerlo, haz que revisen los problemas respiratorios de tu niño para que elimines el asma como una causa potencial. No incluí esto en el área de enfermedades del libro, porque no es inducida por problemas del sueño, pero puede ser un problema que los padres deben de considerar cuando aparecen berrinches en un niño a la hora de dormir y tiene dificultad respiratoria, tos y congestión nasal.

Siempre es mejor preguntar por qué un niño no puede dormir al observar lo que sucede con el niño y si los problemas que están afectando son psicológicos, físicos o simplemente falta de rutina. Cuando trabajes cada uno de ellos, serás capaz de direccional los problemas y llevar a tu pequeño en el camino listo para aprender el proceso de dormir.

Capítulo Catorce: Resolver Problemas y Cuidar de Mamá y Papá

Puedes pensar que el centro de este libro es el niño, pero estas equivocado. He visto muchos matrimonios ser menos exitosos porque toda la atención está encaminada hacia los niños y los padres se han colocado a sí mismos fuera del cuadro. Las necesidades de los padres son muy importantes ya que un padre cansado no será muy paciente con ninguno. La fuerza de la relación también hace que la familia sea mucho más segura para el niño así que si ambas partes están felices, entonces el niño será también más feliz. Sin embargo, ¿cómo equilibrar las responsabilidades como padre con el hecho de permitirte tener la libertad que necesitas?

La casa- Necesitas apuntarle a un balance feliz aquí si tú y tu compañero pueden juntos trabajar en los deberes que se hacen regularmente, esto realmente ayuda. Habrá limpieza por hacer y mientras más cerca mantengas tu casa, más fácil estas tareas serán. Si tú y tu compañero pueden aprender a apartar las cosas después de terminar con ellas, ayuda a hacer del hogar un lugar más seguro para tu niño también. Es buena diversión el hacer las cosas así juntos. Invertir en lavador de platos es un disgusto importante de lo que debe ser lavarlos en efecto. El simplificar las tareas menores y apartarlas del camino hace las cosas más fáciles. También necesitas invertir en una buena lavandería con mucho espacio para disponer, así el lavar es más sencillo. Las ropas del niño ocasionan demasiadas cosas extra que lavar y tú y tu compañero pueden tomar turnos para lavar y tender las ropas, ambos tomando responsabilidad por las cosas que no son muy divertidas.

La otra cosa que debes decidir es como dividir el dinero y el tiempo libre. Sé que debes estar pensando que es una broma que yo mencione el tiempo libre, pero con muchas personas comunicándose a distancia, trabajar desde casa es una posibilidad real, que pone más dinero en tus bolsillos y que de hecho te divierte más. Tener a un niño no es el fin de la vida social a medida que conocer que necesitas ser capaz de renunciar a la responsabilidad algunas veces y asegurarte de que tienes tiempo para tu pareja. Ve a una cita una vez por semana o visita a tus amigos sin llevar a tu pequeño ya que es importante que el principal cuidador del niño tenga tiempo de adultos. Puede ser muy aburrido de hecho cuando la única persona que hay para hablar es tu niño.

A medida de que tu niño crece, necesitas conseguir algún tipo de trato con tu pareja ya que ambos están en la misma página a medida que van por el camino de la paternidad. Si el niño tiene la impresión de que puede tener algo de papá y que no puede tenerlo de mamá, créeme, el usará esta ventaja para hacer su vida más divertida, pero es probable que los conduzca a problemas en su relación de pareja. Necesitan siempre estar en la misma página para que no haya duda en la mente del niño de que tiene una ventaja con alguno.

La preocupación de dejar al niño con otros

Puede ser un enorme peso en tus hombros si dejas que se transforme así. La mejor manera para contratar una niñera o para que tus padres se involucren con los niños es tener una rutina bien establecida y asegurarte de que todas las personas quienes cuidarán de tu pequeño se adhieran a ella. Explica si es necesario el tiempo usual para dormir. Habla sobre lo que es aceptable y lo que no es, por que el problema aquí es que cuando las personas entran a una nueva rutina, puede ser un poco difícil para los padres hacer que el niño regrese a su rutina anterior una vez que el niño está de nuevo en casa. Escribe un horario y a menos que estés seguro de que quienes cuidarán de tu niño lo seguirán, encuentra alternativas.

Uno de los mayores problemas de la relación es el hecho de que el bebe se lleva toda la atención. En consecuencia, es importante para las parejas pasar suficiente tiempo juntos y llevar la relación incluso ahora que un bebe forma parte de ella. Compartir los dolores y las alegrías que crecen es algo que es muy especial y pueden mantenerse en contacto por texto o por Skype cuando estén lejos uno del otro. Recuerda, solo porque estas en casa con un pequeño no significa que no puedes pedir tiempo para ti. Si quieres clases de ejercicios, ¿por qué no un tiempo para hacerlo luego después de la siesta de la tarde? Si quieres continuar trabajando desde casa, tan pronto como puedas separar las cosas en tu vida de manera razonable, no hay razón de por qué no hacerlo. Solo necesitas recordar que el niño está primero porque necesita guía. Sin embargo, si organizas tu casa de tal manera que seas capaz de cuidar de tu niño mientras trabajas, entonces puede ser capaz de encontrar un buen balance y ser capaz de continuar trabajando y contribuyendo financieramente a la relación. Esto alivia un poco la presión de tu compañero y significa que él será capaz de pasar más tiempo en casa contigo, viendo juntos a su niño crecer.

Necesitas interacción social. Necesitas también sentir que tienes amigos así que no cometas el error de apartar el contacto con tus amigos solo porque tienes un niño. Está bien, esos amigos pueden no tener un niño, pero puedes negociar algunas noches con tu compañero, así cada vez que puedas tendrás tiempo para compartir con tus amigos así como también ser padres de familia. De esa manera, mantienes el balance y eres más feliz y más equilibrado en la paternidad para tu niño. Un padre quien se enorgullece de entregar su vida a la paternidad con frecuencia carga mucha amargura consigo y aunque puedes no pensar en eso ahora, los niños llegan a percibirlo. Tampoco ayuda a la dinámica de la relación si tienes resentimientos, en lugar de ello ajusta tu vida para encajar con ambos, contigo y con tu hijo.

De todos los niños que cuide durante este tiempo de crisis, recuerdo aquellos que venían de parejas quienes de hecho estaban felices juntos y les era más fácil llevar al niño a la cama en las noches. Eso es porque en sus pequeñas mentes, ellos no albergan dudas sobre quiénes son mami y papi y los roles que desempeñan en sus vidas. A pesar de que eran niños de crianza temporal, puedo decirles que sus vidas estaban definidas por quienes ellos sabían que eran sus padres y si los padres se amaban y amaban a su niño, el pequeño manejaba el dormir mucho mejor que aquellos niños cuyos padres eran infelices y estaban en proceso de separación. Mientras más feliz eres, más feliz será tu niño, así que celebra la vida y deja que tu niño vea que eres feliz, un ser humano completo, haciendo así que tu pequeño te respete y te ame al mismo tiempo que confía en ti y sea una retroalimentación positiva y aprendizaje.

Conclusión

Puedes ya haber leído esto pero aun no lo has practicado los diferentes aspectos de colocar a un niño en cama. Es algo bueno estar preparado y sugiero que regreses a través de todos los capítulos y los uses para enfocar tu tópico correctamente. Estos son métodos comprobados y también he puesto mi experiencia ya que no hay nada peor que descubrir que no tienes lo que necesitas cuando se presentan emergencias. Por ejemplo, despierta a toda la familia si tiene que ir en busca de pañales a media noche, cuando realmente pudo haberlos almacenado en el gabinete junto a la cama para que estuviesen disponibles fácilmente. También es una buena idea tener una papelera cerca donde puedas desechar los pañales y que sea un lugar higiénico hasta que al siguiente día puedas sacar la basura. Si eres lo suficientemente afortunado para tener un baño cerca de la habitación de tu niño, es útil para este propósito y te da el beneficio extra de ser capaz de cambiar el pañal sencillamente y no dejar que ese proceso les quite a ti y a tu niño una noche tranquila.

Si prepares la guardería para los niños y para todas las eventualidades, será tu vida mucho más fácil, pero recuerda que hay ciertas cosas que debes mantener bajo llave, o al menos fuera del alcance de los niños para que no exista ningún daño al niño. Cremas, lociones, medicamentos y otros deben ser apartados todo el tiempo porque no hay nada más tentador que un niño aburrido con algo que huele bien

Vas a descubrir que diferentes niños reaccionan de distintas formas y que es lo que se espera. Las niñas, como mencione anteriormente, tienden a transitar por la rutina de la hora de dormir mejor que los niños. Si tienes niños y niñas, ten cuidado por la feroz competencia entre ellos por la atención de mamá. Si descubres que se vuelve un problema comenzar a cambiar la rutina de ir a dormir para cada niño contribuir. Por ejemplo, uno puede escoger el material de lectura. Uno puede decidir quién va a contar la historia esta noche, pero trata de hacerlo en un escenario completo no solo sobre lo individual. De esa manera, el niño no siente que queda fuera de los pasos del entrenamiento para ir a la cama. Cuando se trata de servir la cena a múltiples niños, trátalos a todos de la misma manera y asegúrate de que nadie tenga más que otros porque las quejas en estas situaciones no funcionan bien con las rutinas pacíficas. Si el niño siente que es dejado a un lado por alguna razón, el puede actuar cuando es hora de dormir y no esté cuando esto pasó.

Con los niños, puedes salirte y bañar a barrios niños en la misma bañera, hacer de esta área de preparación un poco más fácil de manejar. Una vez estaba observando una pareja que tenía trillizos, veía como ellos iban a la acción preparando a sus tres niños para la cama y fue como un reloj. Los niños sabían que esperar y no pelearon por que tenía un sentido lógico sus vidas entre hermanos. No había favoritos y cada niño era tratado exactamente de la misma manera, haciendo más fácil para el niño entender que la hora de dormir es una rutina que aplica para todos. Un niño puede tener dificultades a la hora de dormir, pero ellos están probando las aguas hasta cierto punto. Cuando dejas que tu niño sepa que la hora de dormir no es negociable, hace las cosas más fáciles. Si ellos quieren ver televisión al siguiente día, pero rompes las reglas en una noche y los dejas quedarse hasta tarde, estas ocasionando un desastre porque en sus mentes se establecerá que siempre pueden ir y cambiar tu pensamiento para lo que ellos quieren y jugarán contigo cuando quieran.

Algunas veces en cantar a la hora de dormir funciona mejor que las historias y si este es el caso, entonces inténtalo y escoge una canción que no sea disruptiva o que requiera hacer alguna acción distinta a dormir. Las canciones de cuna son buenas y los niños aman mirar al pasado cuando eran más jóvenes y recuerdan la canción de cuna que le recuerda a su mamá. Sin embargo, recuerda que los sonidos deben ser pacíficos y calmados ya que es la atmósfera que estás tratando de crear.

Espero que este libro haya sido de ayuda para ti, si quedó alguna área con duda, entonces necesitas leerlo nuevamente ya que es comprensivo y cubre todos los aspectos que necesitas considerar cuando entrenas a tu niño para dormir. He cubierto a propósito la situación, desde establecer una rutina, justo a través de seguir fácilmente los pasos, pero también he recordado incluir la importancia de que los padres también tengan suficiente sueño. No puedes cuidar de un niño travieso cuando no tienes energía para ti mismo. Así que muéstrale a tu niño el ejemplo de que dormir no es un castigo, y que de hecho es una cosa placentera que hace que te despiertes lleno de energía al siguiente día.

Cuando vas a despertar a tu niño en la mañana, las oportunidades de que esté despierto antes que tú son altas. Sin embargo, a medida que tu niño crece, los hábitos también cambian. Algunos pueden ser más perezosos que otros en la mañana y debes promoverlos a que se levanten, se vistan y que vengan a desayunar después de lavar sus manos y rostro, y celebrar este tiempo en familia. Siéntate con tus niños para desayunar, esto es el mejor comienzo que puedes tener para tu día y que ellos pueden tener, porque establece rutinas que pueden ayudarle a saber qué esperar de la vida. Este es el momento para explicarle al niño las bondades de los alimentos que están consumiendo y felicitarlo por ser un gran niño. Evita demasiada azúcar cuando lo alimentes en el desayuno ya que los picos de azúcar pueden ser exagerados por la introducción de cereales que son ricos en azúcar y en aditivos. Trata de ofrecerles una nutrición natural que promueva una mejor digestión y nutrición y serás capaz de observar a tu niño crecer más sano y más feliz, sabiendo que has manejado el entrenamiento de ellos para dormir y que han respondido en una manera muy positiva.

El niño que duerme bien es un niño feliz. Es un niño que disfruta un sueño saludable y tiene felices resultados. Tu contribución a la felicidad de tu hijo y a su estabilidad asegurará el que ellos superen esta etapa de sus vidas con muy pocos malos recuerdos e inseguridad. He manejado el cuidado de los niños por los últimos 30 años de mi vida y cada método que mencioné en el libro es una estrategia potencial para trabajar con tu niño. Con la variedad de los niños con quienes he trabajado, siento que los contenidos del libro cubren todas las situaciones y es comprobado que son efectivos métodos para llevar a tu niño a dormir con el menor trauma posible. Solo está ahí para ellos y déjales saber que son amados y cuidados y que el resto pasará por sí mismos.

www.ingramcontent.com/pod-product-compliance
Lightning Source LLC
Chambersburg PA
CBHW051357280526
45784CB00007B/2989